GEORGES TILLOY

PRÉPARATEUR A LA FACULTÉ DE MÉDECINE DE PARIS


# DE L'INFLUENCE

## DE LA

# RÉÉDUCATION RESPIRATOIRE

## DANS LES SPORTS

*Communication présentée au Congrès international de Sport
et d'Éducation physique de Bruxelles*

PAR

## M. V. COLLIGNON


Préfet honoraire,
Directeur de l'Institution Nationale des Sourds-Muets de Paris,
Délégué du Gouvernement Français.


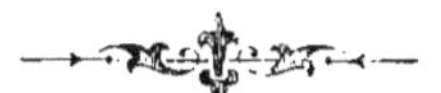


PARIS

ATELIER TYPOGRAPHIQUE DE L'INSTITUTION NATIONALE
DES SOURDS-MUETS

254, RUE SAINT-JACQUES, 254

—

1905


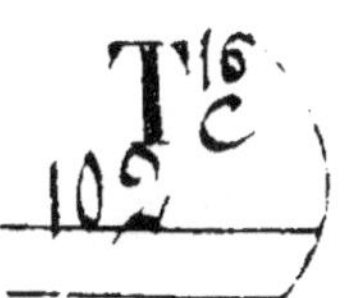

# DE L'INFLUENCE

## DE

# LA RÉÉDUCATION RESPIRATOIRE

### DANS LES SPORTS

En introduisant, pour une aussi large part, les sports dans l'éducation physique des jeunes gens et des jeunes filles, les initiateurs des différentes méthodes ne paraissent pas avoir suffisamment tenu compte de l'adaptation de l'espèce et de la race à des exercices violents qui, pratiqués comme ils le sont, deviennent un véritable danger.

Aussi, frappé par le nombre considérable d'enfants qui, dans nos établissements scolaires, ont été victimes de leur ardeur, nous serions heureux, dans notre souci de médecin, de voir appliquer des méthodes que nous croyons meilleures et qui, reposant sur des bases scientifique et médicale, assureront d'une façon certaine le développement de l'espèce et la mettront en défense organique contre toutes les atteintes de l'extérieur.

L'Antiquité a connu les « écoles de culture physique », le Moyen âge et la Renaissance eurent leurs grandes journées de « joutes et de tournois ». Dans les chroniqueurs, nous trouvons le récit de ces luttes acharnées où, « après vêpres », la châtelaine jetait « la pelote » entre les concurrents de villages voisins qui, jusqu'à la nuit, en une course endiablée, essayaient de faire passer la balle chez l'adversaire.

Aujourd'hui, le tennis, le foot-ball, le golf, les courses à pied à une allure irraisonnée, les courses de saut, la bicyclette sont pratiqués par tous et par toutes d'une façon irrationnelle et sans la moindre pondération.

Quels sont donc les avantages que l'on attend de ces manifestations et quels bienfaits en a-t-on pu retirer?

Les sports, quels qu'ils soient, ont pour but de développer les muscles et partant d'activer les échanges moléculaires de nos cellules. Ils doivent mettre notre protoplasme en dé-

— 4 —

fense, assurer d'une façon certaine, par suractivité circulatoire, notre phagocytose.

En obtient-on toujours et peut-on en obtenir ces résultats?

On ne les obtient que lorsqu'il s'agit des « forts », de ceux dont les antécédents héréditaires sont intacts et chez qui nous ne relevons aucune tare acquise.

Quant aux autres, et ceux-là sont la majorité, les faibles, les débiles, les « malingres temporaires » (Rosenthal), non seulement ils ne retireront aucun bénéfice de la pratique des sports, mais ils en seront les victimes.

Il faut les placer dans de meilleures conditions organiques, les mettre en état de défense, assurer leur fonction respiratoire par une rééducation médicalement conduite.

Et c'est seulement lorsque nous aurons établi cette fonction d'une façon régulière, rythmée et soutenue, que nous leur permettrons la pratique de sports auxquels ils se livreront par plaisir et non plus par hygiène.

C'est là le but poursuivi par la pratique de la gymnastique respiratoire.

Cette méthode, mise en œuvre à la suite des travaux de l'école suédoise et de son chef Ling, a vu depuis quelque temps s'étendre considérablement son champ d'action. Notre ami le docteur Georges Rosenthal, ancien chef de clinique de notre maître le professeur Hayem, ayant apprécié tout l'intérêt que l'on pouvait en tirer au point de vue médical, lui a assuré une large place dans la thérapeutique actuelle. Dans le traité des maladies de l'enfance de MM. le professeur Grancher et Comby, le docteur Rosenthal en expose largement les avantages. M'inspirant de ses théories et de sa méthode que j'ai appliquées aux sports chez l'enfant, je suis heureux d'apporter ici les résultats d'expériences poursuivies pendant un mois (1) à l'Institution nationale des Sourds-Muets de Paris avec l'autorisation bienveillante du médecin en chef, le docteur Leroux, et de M. Collignon, directeur de l'Institution.

Quels sont donc les enfants qui relèvent de la gymnastique respiratoire?

1° Tous les enfants dont la respiration ne sera pas exclusivement nasale;

2° Tous les enfants présentant une insuffisance diaphrag-

(1) Du 1ᵉʳ mai au 1ᵉʳ juin 1905.

matique dont le diagnostic sera facile, le ventre restant plat pendant le jeu respiratoire ;

3° Tous les enfants atteints d'insuffisance ou d'asymétrie thoracique ($P = \frac{H}{2} + 3$, P étant le périmètre thoracique, H la hauteur du sujet) ;

4° Tous les enfants atteints d'insuffisance musculaire thoracique ;

5° Les enfants présentant à l'auscultation de l'obscurité du murmure vésiculaire ;

6° Tous les adénoïdiens, pseudo-adénoïdiens et « les enfants présentant un obstacle mécanique quelconque, si léger qu'il soit, à la respiration nasale » (Rosenthal).

Pour les premiers, il sera facile de se rendre compte de leur mode respiratoire. Pour les autres, la mensuration, soit du thorax, soit du demi-périmètre, permettra de porter un diagnostic ; enfin l'auscultation nous révélera l'absence de murmure vésiculaire.

Pour faire les mensurations d'une façon pratique et rapide, nous employons le centimètre symétrique qui, au lieu d'être gradué de 1 à 150, est formé de deux moitiés symétriques graduées de 1 à 75 et réunies par les deux chiffres 1 qui sont accolés.

Pour mesurer une poitrine, il suffit de mettre sur la crête des apophyses épineuses ou dans le plan de cette crête le trait qui sépare les deux chiffres 1 et de ramener ensuite autour de la poitrine les deux parties du ruban. On conçoit facilement comment l'asymétrie thoracique entraine un défaut de « symétrie physiologique » (Rosenthal), ce qui donnera au médecin de précieuses indications dont lui seul pourra tirer la conclusion.

Enfin, pour les adénoïdiens, il nous faudra d'abord déceler la présence des végétations, les faire opérer et commencer seulement la gymnastique respiratoire.

Pour les pseudo-adénoïdiens, enfants présentant un nez mince et étroit, un aplatissement latéral de la face, la voûte ogivale et le croisement des incisives, il nous sera facile de poser le diagnostic.

Ces enfants, fils d'arthritiques, de tuberculeux, d'alcooliques ou de syphilitiques, sont des diminués au point de vue de la défense protoplasmique. — Ce sont de futurs tuberculeux.

C'est à eux que nous appliquerons la méthode de gymnastique respiratoire.

Nous avons trouvé parmi les sourds-muets un champ d'expérience propice à l'application de la méthode.

Nous avons pris parmi les enfants de la classe enfantine (enfants de sept à neuf ans) 10 enfants que nous avons divisés en deux lots égaux :

1 lot soumis à l'expérience ;

1 lot témoin.

Ces enfants ont été pesés et mensurés selon les procédés que nous avons indiqués.

Nous avons pris ce que nous avons appelé « la deltoïdienne », qui est le périmètre thoracique au-dessus du muscle deltoïde.

Nous avons pris les mensurations sus-mammaires et sous-mammaires droite et gauche avec les variations à chaque inspiration et à chaque expiration.

Enfin, nous avons compté le nombre de respirations à la minute et noté les différents phénomènes respiratoires que présentait chacun d'eux.

Pendant trente jours, tous les matins, au réveil, nous avons soumis ces enfants à la « rééducation respiratoire ».

L'enfant étant couché sur le dos, la tête sur le même plan que les pieds, les bras accolés au corps, nous lui avons fait exécuter quinze inspirations et expirations nasales profondes en une minute, mettant entre l'inspiration et l'expiration un intervalle égal à 1 3, c'est-à-dire que l'inspiration correspond à un temps et l'expiration à trois temps comptés au métronome.

Dans l'inspiration profonde, le ventre doit se ballonner entièrement, attestant ainsi le travail et le jeu du muscle diaphragme. À l'expiration le ventre doit redevenir plat.

Nous avons dû quelquefois, dans les premières séances, provoquer mécaniquement le relèvement et l'abaissement successifs de la cage thoracique en saisissant le thorax entre les deux mains, en l'élevant au moment de l'inspiration et en le rabaissant au moment de l'expiration.

Ce mouvement a eu deux effets :

1° Dilater le thorax mécaniquement ;

2° Amener par la constriction de la base un réflexe du côté du sommet pulmonaire, et l'on sait combien est utile ce réflexe chez les sujets atteints d'insuffisance respiratoire et dont les sommets sont toujours paresseux.

Puis, après avoir produit une série de respirations profondes, le sujet étant immobile, nous produisons une nouvelle série de respirations profondes également, en même temps que nous faisons exécuter au sujet une série de mouvements passifs en relevant et en abaissant successivement les bras du plan du lit par des mouvements verticaux.

A chaque fois que les bras s'écartent pour revenir sur le plan du lit, l'enfant inspire; à chaque fois qu'ils se rapprochent, il expire.

Ces mouvements sont absolument passifs et ne lui demandent aucun effort musculaire.

Nous commençons par cinq inspirations et expirations complètes et nous allons en graduant chaque jour jusqu'à 20 par minute.

Nous avons ainsi, par ces séries d'inspirations, produit un déplissement considérable des alvéoles pulmonaires et contracté d'une façon lente et régulière les muscles thoraciques.

Il nous reste à contracter fortement les muscles respiratoires de l'abdomen : c'est ce que nous produisons par des mouvements de flexion de la cuisse sur l'abdomen.

L'enfant étant dans le decubitus dorsal, les mains placées sous la tête, nous produisons à l'expiration une flexion de la cuisse sur l'abdomen : 10 flexions à droite, 10 flexions à gauche, soit en résumé :

20 inspirations et expirations profondes et nasales dans le decubitus dorsal;

20 inspirations et expirations profondes et nasales avec mouvement des bras;

20 inspirations et expirations profondes et nasales avec flexion des cuisses sur l'abdomen.

Les résultats obtenus sont résumés dans les tableaux des pages 8, 9 et 10.

Si nous nous reportons au tableau de la première mensuration, nous voyons des variations = 0.

Dans ce cas la respiration sus ou sous-mammaire à droite ou à gauche est nulle.

L'auscultation nous permet d'affirmer l'insuffisance respiratoire dans ces différentes parties du poumon. Le deuxième fait important est le nombre considérable de respirations à

# ENFANTS MIS EN EXPÉRIENCE.

*1re Mensuration.*

| ENFANTS | DÉLTOÏDIENNE | SUS-MAMMAIRE | | SOUS-MAMMAIRE | | RESPIRATIONS à la minute | PHÉNOMÈNES pulmonaires |
|---|---|---|---|---|---|---|---|
| | | droite | gauche | droite | gauche | | |
| B . . . . . . (1)<br>8 ans | 0.73 | 29<br>+ 1 | 30<br>0 | 29<br>0 | 29<br>0 | 36 | Obscurité à gauche |
| R . . . . . . . . .<br>8 ans | 0.68 | 30<br>+ 1 2 | 31.5<br>+ 1 2 | 28<br>+ 1 | 29<br>+ 1 2 | 31 | Déformation thoracique postéro-externe |
| P . . . . . . . (1)<br>7 ans | 0.68 | 28<br>0 | 32<br>+ 1 2 | 26<br>0 | 31<br>+ 1 | 31 | Respiration diaphragmatique nulle |
| Bl . . . . . . . .<br>7 ans | 0.70 | 29<br>0 | 32<br>+ 1 | 29<br>+ 1 | 30<br>— 1 2 | 32 | Insuffisance pulmonaire droite en haut |
| G . . . . . . . .<br>8 ans 1 2 | 0.64 | 27<br>0 | 30<br>+ 1 2 | 28<br>+ 1 2 | 29<br>+ 1 2 | 31 | |

(1) Enfant adénoïdien — Mensurations avant l'opération

N. B. — Le chiffre de la variation thoracique est indiqué au-dessous des mensurations sus et sous-mammaire droite et gauche.

# APRÈS 10 JOURS D'EXPÉRIENCE.

*2e Mensuration.*

| ENFANTS | DÉLTOÏDIENNE | SUS-MAMMAIRE | | SOUS-MAMMAIRE | | RESPIRATIONS à la minute | PHÉNOMÈNES pulmonaires |
|---|---|---|---|---|---|---|---|
| | | droite | gauche | droite | gauche | | |
| B . . . . . . (1) | 0.75 | 29<br>+ 1 | 32<br>- 1 | 29<br>+ 1 2 | 30<br>- 1 2 | 24 | |
| R . . . . . . . . . | 0.70 | 29<br>+ 1 | 30<br>- 1 | 20<br>- 1 2 | 29<br>- 1 2 | 28 | |
| P . . . . . . . (1) | 0.70 | 29<br>- 1 2 | 31<br>+ 1 1 | 29<br>- 1 2 | 30<br>— 1 2 | 28 | |
| Bl . . . . . . . . | 0.72 | 29<br>— 1 | 30<br>- 2 | 28<br>+ 1 | 30<br>- 1 | 28 | |
| G . . . . . . . . | 0.66 | 28<br>- 1 2 | 28<br>— 1 2 | 28<br>- 1 2 | 28<br>+ 1 2 | 24 | |

(1) Adénoïdien opéré.

# ENFANTS MIS EN EXPÉRIENCE

## *(Suite)*

### APRÈS 20 JOURS D'EXPÉRIENCE.

#### *3e Mensuration.*

| ENFANTS | DIAMÈTRE | SUS-MAMMAIRE | | SOUS-MAMMAIRE | | RESPIRATIONS à la minute | PHÉNOMÈNES pulmonaires |
|---|---|---|---|---|---|---|---|
| | | droite | gauche | droite | gauche | | |
| B......... | 0.75 | 31 +1 | 30 +1 2 | 30 −1 2 | 31 +1 2 | 22 | |
| R......... | 0.70 | 30 +1 1 4 | 30 +1 1 2 | 30 +1 | 28 +1 | 26 | |
| P......... | 0.70 | 30 +1 2 | 31 +1 2 | 31 +1 2 | 30 +1 2 | 21 | |
| Bl......... | 0.72 | 30 +2 | 30 +2 | 29 +2 | 30 +2 | 22 | |
| G......... | 0.68 | 27 +2 | 27 +2 | 28 +1 | 28 +1 | 22 | |

### APRÈS 30 JOURS D'EXPÉRIENCE.

#### *4e Mensuration.*

| ENFANTS | DIAMÈTRE | SUS-MAMMAIRE | | SOUS-MAMMAIRE | | RESPIRATIONS à la minute | PHÉNOMÈNES pulmonaires |
|---|---|---|---|---|---|---|---|
| | | droite | gauche | droite | gauche | | |
| B......... | 0.75 | 31 +2 | 32 +2 | 30 +2 | 31 +2 | 19 | Respiration égale. Murmure très net. |
| R......... | 0.70 | 30 −1 1 2 | 30 −1 1 2 | 30 +1 1 2 | 29 +1 1 2 | 21 | Respiration égale. |
| P......... | 0.70 | 28 −1 2 | 28 −1 2 | 29 −1 2 | 29 −1 2 | 22 | |
| Bl......... | 0.72 | 30 −2 | 30 −2 | 29 −2 | 30 +2 | 20 | Respiration s'est régularisée. Thorax réagit entièrement. |
| G......... | 0.68 | 29 −1 1 2 | 29 +1 1 2 | 29 +1 | 30 +1 | 21 | |

# TÉMOINS

## 1<sup>re</sup> Mensuration.

| ENFANTS | DELTOÏDIENNE | SUS-MAMMAIRE | | SOUS-MAMMAIRE | | RESPIRATIONS à la minute | PHÉNOMÈNES pulmonaires |
|---|---|---|---|---|---|---|---|
| | | droite | gauche | droite | gauche | | |
| D. . . . . . . . . 8 ans | 0.72 | 30 + 1 | 32 + 2 | 28 + 1 | 32 + 2 | 27 | |
| L. . . . . . . . . 9 ans | 0.74 | 31 + 1 2 | 32 + 1 2 | 29 0 | 30 + 1 | 28 | |
| V. . . . . . . . . 8 ans | 0.62 | 26 0 | 27 + 1 2 | 27 + 1 2 | 27 + 1 2 | 40 | |
| C. . . . . . . . . 9 ans | 0.70 | 28 0 | 33 + 1 2 | 27 + 1 2 | 31 + 1 2 | 34 | |
| R. . . . . . . . . 8 ans 1/2 | 0.70 | 30 0 | 31 + 1 | 30 0 | 30 + 1 2 | 36 | |

## APRÈS 30 JOURS D'INTERVALLE.

## 2<sup>e</sup> Mensuration.

| ENFANTS | DELTOÏDIENNE | SUS-MAMMAIRE | | SOUS-MAMMAIRE | | RESPIRATIONS à la minute | PHÉNOMÈNES pulmonaires |
|---|---|---|---|---|---|---|---|
| | | droite | gauche | droite | gauche | | |
| D. . . . . . . . . | 0.72 | 30 + 1 | 32 + 2 | 30 + 1 | 31 + 1 | 32 | |
| L. . . . . . . . . | 0.75 | 31 + 1 2 | 32 + 1 2 | 31 + 1 2 | 31 + 1 2 | 29 | |
| V. . . . . . . . . | 0.62 | 25 + 1 2 | 27 + 1 2 | 27 + 1 2 | 27 0 | 43 | |
| C. . . . . . . . . | 0.70 | 29 0 | 30 + 1 2 | 30 + 1 2 | 30 0 | 32 | |
| R. . . . . . . . . | 0.70 | 28 + 1 2 | 30 0 | 29 + 1 | 31 0 | 33 | |

la minute pour chaque enfant. Alors que le taux normal pour des sujets de cet âge est de 18 à 20 par minute, nous avons ici pour le même temps une moyenne de 33 respirations. Les inspirations ne sont donc pas profondes.

Après 10 jours d'expérience :

Si les mensurations sus et sous-mammaire accusent dans certains cas une légère diminution, nous ne nous en étonnerons pas, puisque le jeu de la côte a gagné en amplitude et que par conséquent elle a dû s'affaisser davantage.

Nous ne trouvons plus de variations = 0 et le périmètre thoracique a augmenté : toutes les parties du poumon vibrent, donc il y a diminution de l'insuffisance diaphragmatique.

La dyspnée disparait, les inspirations sont profondes, l'air pénètre jusqu'aux dernières alvéoles pulmonaires.

Dans le tableau de la troisième mensuration, nous pouvons voir combien le jeu respiratoire s'est égalisé et surtout rythmé, la dyspnée disparait de plus en plus, la respiration devient profonde et soutenue, le thorax se développe normalement.

Enfin, le tableau de la quatrième et dernière mensuration après trente jours d'expérience nous montre que le rythme respiratoire s'est établi. Les inspirations sont devenues de plus en plus profondes, à l'auscultation on ne relève plus d'obscurité, l'insuffisance respiratoire disparait, le thorax de ces enfants fonctionne maintenant naturellement sans soubresaut ni incertitude.

Si, au contraire, nous nous reportons aux 1re et 2e mensurations du lot témoin, faites à 30 jours d'intervalle, nous constatons que la dyspnée a persisté, qu'elle a même augmenté chez certains, la respiration est restée folle et insuffisante ; quant aux variations thoraciques, elles se retrouvent dans les deux cas, affirmant la même asymétrie physiologique.

Que devons-nous déduire de ces faits ?

Ces enfants, avant d'être soumis à la gymnastique respiratoire, auraient été incapables, sans danger, de se livrer à aucun sport ; bien plus, on pouvait redouter chez eux des accidents pulmonaires dûs à une stase sanguine exagérée des bases et voir persister l'insuffisance respiratoire, l'insuffisance musculaire et l'insuffisance diaphragmatique.

La gymnastique respiratoire a eu chez eux un effet anti-spasmodique, elle a régularisé la respiration en la faisant devenir plus profonde et en provoquant le déplissement total de toutes les alvéoles pulmonaires.

Elle a produit une irrigation cérébrale plus forte, amenant ainsi plus d'oxygène vers les centres respiratoires, et cette surcharge d'oxygène s'est fait ressentir sur tout l'organisme, déterminant ainsi un état de bien-être plus grand et indiscutable.

Elle a en un mot augmenté les forces vives du sujet.

D'où nous conclurons qu'à leur entrée dans les établissements scolaires, il faudra faire une sélection médicale des enfants, abandonner les plus forts au gré de leurs instincts et de leur fantaisie, et soumettre les autres à une rééducation respiratoire qui sera avant tout médicale. Nous atteindrons ainsi le but que nous nous étions proposé : préparer une race forte et énergique qui saura, elle aussi, travailler à l'embellissement de l'espèce.

GEORGES TILLOY,

Préparateur à la Faculté de médecine de Paris

*Juin 1905.*

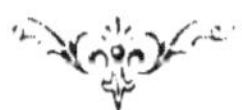